CONSULTATIONS

POUR LES

ARTHRITIQUES

RHUMATISMES AIGU ET CHRONIQUE
GOUTTE - GRAVELLE - DIABÈTE - OBÉSITE
ARTHRITISME ET HERPÉTISME

PAR

LE Dr L.-E. MONNET, ✠ O.

Lauréat de la Faculté de Paris
Ancien Chef de Clinique Dermatologique
Ancien Médecin Inspecteur des Écoles de la Ville de Paris
Ancien Médecin de l'Assistance Publique
et de la Préfecture de la Seine

PARIS

CHEZ L'AUTEUR
...a Madeleine, 17

SOCIÉTÉ
DES PUBLICATIONS HYGIÉNIQUES
3, Rue Greffulhe, 3
(Tél. 242-18)

CONSULTATIONS

POUR LES

ARTHRITIQUES

RHUMATISMES AIGU ET CHRONIQUE
GOUTTE - GRAVELLE - DIABÈTE - OBÉSITE
ARTHRITISME ET HERPÉTISME

PAR

LE Dr L.-E. MONNET, ✠, ✠ O.

Lauréat de la Faculté de Paris
Ancien Chef de Clinique Dermatologique
Ancien Médecin Inspecteur des Écoles de la Ville de Paris
Ancien Médecin de l'Assistance Publique
et de la Préfecture de la Seine

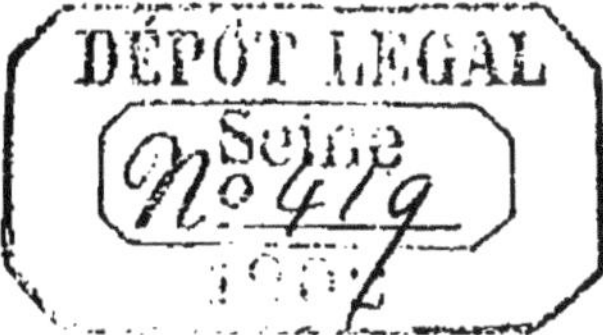

PARIS

CHEZ L'AUTEUR
17, Place de la Madeleine, 17

SOCIÉTÉ
DES PUBLICATIONS HYGIÉNIQUES
3, Rue Greffulhe, 3
(Tél. 242-18)

TABLE DES MATIÈRES

Du même Auteur :

La Peau et l'Estomac.

AVANT-PROPOS

Ces consultations sont écrites pour le grand public, pour le guider et le conseiller, pour lui éviter de se perdre dans le dédale des théories contemporaines, pour lui faire savoir que la médecine n'est pas une vaine science et que l'on se guérit quand on veut y mettre de la volonté et de l'esprit de suite.

J'ai entendu le préserver aussi de la crainte excessive qu'il a des maladies dont il est atteint et de le prémunir contre des remèdes ou des médications sans lendemain que l'on jette en pâture à son imagination impressionnable.

J'ai voulu être clair et concis, sans cependant cesser d'être scientifique, car la science est l'assise fondamentale et indestructible de la médecine. Aussi ai-je emprunté aux auteurs et aux maîtres de notre art, leurs documents; j'y ai modestement joint ceux que l'expérience m'a démontrés être utiles et je ne me suis pas attardé à des discussions stériles dont le malade et les médecins n'ont que faire.

Si, dans la lecture de ce petit livre, mes lecteurs peuvent trouver un avis utile, s'ils peuvent y rencontrer le remède de leur souffrance, la consolation de leur peine ou de leur douleur, j'estime que ni eux ni moi nous n'aurons perdu notre temps.

DOCTEUR MONNET

17, Place de la Madeleine, Paris.

CONSULTATIONS

POUR LES

ARTHRITIQUES

RHUMATISMES AIGU ET CHRONIQUE

GOUTTE — GRAVELLE — DIABÈTE — OBÉSITÉ

ARTHRITISME ET HERPÉTISME

ARTHRITISME ET HERPÉTISME

Voilà, certes, deux mots sur lesquels on a longuement discuté et sur lesquels on discutera longtemps encore avant d'être fixé. Si l'on se rapporte à leur étymologie, il semblerait juste d'admettre que l'arthritisme soit exclusivement caractérisé par des localisations articulaires, *les arthrites.* L'herpétisme reconnaîtrait pour type l'*herpès*, la *dartre !*

Il y a cependant loin du mot à la chose. « L'arthritisme, dit M. Hallopeau dans son traité de *Pathologie Générale,* est le fond commun sur lequel se développent le rhumatisme et la goutte. Ces maladies peuvent coïncider, mais elles existent plus souvent isolément et se transmettent intégralement. »

Dans le travail sur Saint-Honoré, M. Collin fils donne la définition de l'herpétisme formulée par son père : « Maladie constitutionnelle, héréditaire, ayant son existence indépendante, mais souvent liée à une autre diathèse, l'arthritisme, surtout caractérisée par un état variqueux plus ou moins généralisé, se manifestant très souvent par des affections de la peau non contagieuses et ne laissant jamais de cicatrices après la guérison, pouvant rester latente quant à ces manifestations cutanées, ou causer des affections multiples, muqueuses, viscérales, ou névrosiques. »

Puis, plus loin, le même auteur cite le type herpétique, décrit aussi par M. Collin père, et il nous donne à propos de l'état psychologique des arthritiques et des herpétiques, un signe qui lui semble très important. L'arthritique, d'après lui, est emporté, vif, mais, en somme, oublie vite ; l'herpétique est, au contraire, mauvais, soupçonneux, hargneux. Et avec probablement plus d'à-propos et d'esprit que de justesse, il ajoute : « Louis XI dut être un dartreux et Rabelais un arthritique. »

« L'arthritique, dit Monin, a le teint rose, la face replète avec une certaine tendance à l'obésité générale. La peau est facilement moite, les cheveux tombent de très bonne heure ; le sujet se plaint volontiers de digestions lentes, de constipation, de migraines et d'étourdissements, d'éruptions fugaces sur les téguments (urticaire, herpès, furoncles, acné). Il est facilement en proie, surtout pendant sa jeunesse, aux angines, au coryza, aux douleurs vagues, dans le dos et la poitrine. Un signe presque assuré d'arthritisme, c'est la sensation de fatigue lorsque l'on quitte le lit le matin; cette sensation disparaît à mesure que la journée s'avance. »

L'arthritique est prédisposé aux attaques de goutte et de rhumatisme. Il a souvent des maladies de peau [eczéma, psoriasis, etc. (1)], de la dyspepsie (2), de l'asthme, de la contagion du foie ou des reins (coliques hépatiques et néphrétiques), du diabète.

Nous nous sommes reporté au travail de M. le docteur Lancereaux. Dans sa préface, il prévoit déjà les objections qu'on pourra lui faire. Et avec la conscience et la probité de son œuvre tout entière, il dit : « Il nous sera vraisemblablement reproché d'avoir désigné par le mot *herpétisme*, ce que d'autres ont appelé *arthritisme ;* à cela, nous répondrons que, sous le nom d'arthritisme, sont généralement réunies des maladies absolument distinctes, comme le rhumatisme articulaire aigu, la goutte, le rhumatisme articulaire chronique, et que, cette dernière affection différant des deux précédentes par son origine, ses caractères anatomiques et cliniques, il nous fallait bien la placer dans un autre cadre et trou-

(1) (2) Voir notre livre *Peau et Estomac,* 1 franc (*franco*).

ver un mot pour désigner l'ensemble des désordres pathologiques qui rentrent dans ce même cadre.

« Le mot herpétisme étant tout créé, nous lui avons donné la préférence, d'autant plus, que la plupart des affections dartreuses, des anémies accompagnent ou précèdent les désordres articulaires désignés sous le nom de rhumatisme chronique. »

Nous pourrions ainsi multiplier les citations, accumuler les opinions ; nous ne croyons pas que nous pourrions trouver une définition absolument définitive, nettement différentielle de ces deux termes médicaux, une délimitation certaine des deux diathèses.

Il va sans dire qu'entre le rhumatisme aigu et le rhumatisme chronique la nuance est grande. Mais faudrait-il en conclure qu'ils appartiennent à deux catégories inéluctablement distinctes ? La nuance n'est-elle pas grande aussi entre la scrofule et la tuberculose ? Et cependant la science moderne, les découvertes récentes, basées sur les faits et démontrables sous le champ du microscope, comme aussi par les analyses multiples, n'en ont-elles pas fait une identité aujourd'hui presque généralement admise ?

Notre cadre ne nous permet pas de pousser nos investigations et notre argumentation plus loin. Toutefois, s'il nous est impossible d'affirmer l'identité des diathèses arthritiques et herpétiques, n'est-il pas juste de croire et de dire que leurs points de contact sont nombreux? Et peut-être n'est-il pas trop osé de présumer que l'avenir démontrera qu'il n'y a là qu'un même type, à manifestations diverses, variables, mais uniques par la cause.

Traitement hygiénique. — Ces diathèses étant héréditaires, on pourra donc les traiter plus tôt et plus sûrement. Activer les fonctions de la peau par les frictions sèches ou l'hydrothérapie, nous semble formellement indiqué. Les douches sévèrement surveillées pourront rendre de réels services. Chez les sujets à congestions faciles, on pourra les faire suivre d'un bain de pied chaud ou sinapisé pour modérer et diminuer l'afflux de sang vers le cerveau. Nous préférons la douche en jet brisé plutôt que la douche en pluie pouvant congestionner, et que la douche en cercle souvent douloureuse et impossible à supporter.

La douche doit être plutôt administrée tiède ou chaude. Dans les familles je conseille plus volontiers le tub ou l'affusion tiède le matin avec une bonne friction consécutive à l'eau de Cologne.

Les bains de mer sont plutôt contre-indiqués; les climats des montagnes sont infiniment préférables.

Au point de vue du traitement hydrominéral,

j'adopte volontiers la classification et les idées de *Lancereaux* que j'émets ci-dessous :

Arthritisme et herpétisme avec névralgies, dyspepsies, palpitations, diarrhées, constipation.	Plombières. Néris. Bains. Luxeuil. Bourbon-Lancy.
Avec anémie	Forges. Spa. Schwalbach.
S'il y a lymphatisme	Bourboule. Saint-Nectaire. Bourbon-l'Archambault.

Les *eaux sulfureuses* stimulent l'organisme, donnent une sorte de coup de fouet aux manifestations herpétiques, les rendent plus aiguës et de la sorte les modifient et favorisent leur disparition. Toutefois cette exagération n'est pas indispensable et la guérison s'opère souvent par amélioration graduelle et cessation insensible.

Eaux-Bonnes, Cauterets, Luchon seront réservées aux herpétiques à poussée du côté de la peau et des muqueuses bronchiques ;

Aix-en-Savoie, pour les articulaires ;

Saint-Honoré-les-Bains, pour les arthritiques et herpétiques très nerveux ;

Uriage, pour les poussées de la peau ;

Allevard, pour les irritations de la trachée et des bronches.

Dans certains cas les eaux sulfureuses, excitant les malades, devront être contre-indiquées.

Il y aura lieu encore d'adresser :

A *Vichy* les malades à prédominance dyspeptique.

Au *Mont-Dore* les asthmatiques ou emphysémateux.

A *Bagnols-de-l'Orne* ceux atteints de phlébite.

A *Royat* les bronchitiques.

A *Luxeuil* les malades à poussées du côté de la peau.

En somme, la cure hydro-minérale étant fort importante ne doit pas être laissée au hasard ou livrée au caprice. Elle peut faire beaucoup de bien ou beaucoup de mal. Il y a donc lieu de se préoccuper des troubles du système nerveux, de l'état général du sujet, et le médecin seul a qualité pour se prononcer en connaissance de cause.

Régime. — Ne manger ni charcuterie, ni conserves, ni gibier, ni viandes marinées ou faisandées, ni crustacés (langoustes, homards, etc.).

Régularité dans les repas (trois par jour) ; manger lentement, ne manger que peu de pain et sortir de table l'estomac satisfait mais non rempli.

On supprimera le bouillon gras.

On supprimera tous les légumes acides ou fermentescibles : oseille, tomates, asperges, choux, choux-fleurs, choux de Bruxelles, salades crues, fruits aigres ou non mûrs. Peu ou pas de vin. De l'eau et de la bière légère sont préférables. Etre très réservé sur le café, le thé. Ne pas boire de liqueurs. Supprimer le tabac.

Beaucoup d'exercice : marche, escrime, bicyclette, équitation, mais tout ceci mesuré. Assez, pas trop !

Beaucoup de lait ou de laitage. Chez l'enfant, fils d'arthritique ou d'herpétique, continuer le lait le plus longtemps possible, jusqu'à 2 ans.

Traitement proprement dit. — On courrait grand risque, si l'on voulait formuler le traitement de ces diathèses, de se perdre dans un maquis inextricable de recettes, de formules et d'opinions. Ce ne sont donc que des idées générales que nous donnons, susceptibles de varier au prorata des lésions et de l'état du malade.

D'abord entretenir la liberté du ventre par l'usage régulier et permanent du *Sedlitz Gustave Chanteaud* (de Vendôme) pris le matin à jeun à la dose d'une cuillerée à café dans 1/2 litre d'eau fraîche.

Eviter les gaz, les flatulences, les éructations si fréquentes chez ces malades par l'emploi de la *Poudre Eupeptique de Vincent Lorr.*

Divers médicaments seront prescrits avec fruit dans les manifestations herpético-arthritiques. La quinine, l'antipyrine, le salicylate de soude, la colchique, sagement administrés combattent l'élément douleur, les troubles circulatoires, les poussées névralgiques.

Les bromures, le chloral, l'atropine, l'hyosciamine sont d'excellents médicaments régulateurs et calmants du système nerveux.

Si plus tard les troubles généraux se sont accentués, si l'artériosclérose menace, s'il y a de l'arthrite, de la calvitie (1), etc., c'est la médication iodique et iodurée qui est la médication de choix. On emploie aussi quelquefois l'arsenic en petite quantité et en interrompant fréquemment le traitement s'il y a irritation des muqueuses laryngiques ou bronchiques. On peut donner le mélange suivant :

Iodure de sodium	10 gr.
Arséniate de soude	6 c/g.
Eau distillée stérilisée	300 gr.

Une cuillerée à chaque repas.

Si l'iodure est mal supporté, donner tout simplement de l'iode en teinture (8 à 30 gouttes par jour en allant progressivement).

L'huile de foie de morue sera adjointe chez ceux ou le lymphatisme s'associe à la diathèse arthritique.

Il est bon d'user des alcalins mais de n'en pas abuser comme on le fait trop souvent. On en fera surtout un usage courant s'il y a du sable dans les urines. On adjoindra alors un sel de lithine et on prendra quinze jours par mois le matin à jeun un verre à vin d'eau de Vichy (Célestins).

Je conseille aussi volontiers de prendre quinze

(1) Voir page 79.

jours par mois l'*Angor'Powder* et de se reposer quinze jours.

Pour les lésions locales si fréquentes chez les arthritiques et les herpétiques, le traitement varie infiniment. Les éruptions de la peau (1) seront traitées par les bains, les pommades, les poudres calmantes, etc., etc.

Surveiller le nez des enfants arthritiques. Il s'irrite facilement et est fréquemment le siège de végétations adénoïdes qui obstruent l'arrière-nez, déforment le visage, retardent le développement, et rendent paresseuse l'intelligence du petit malade.

J'accorde à l'électrothérapie une grande influence dans le traitement général de l'herpético-arthritisme et aussi aux agents physiques, massage, grand air, climat, etc.

(1) Voir notre livre *Peau et Estomac,* 1 franc (*franco*).

LE RHUMATISME

Rhumatisme aigu. — C'est là une maladie dont la description est, hélas ! trop connue de ceux qui la possèdent. Elle atteint les jeunes et les vieux indistinctement. Le rhumatisme atteint les articulations comme les muscles, la vessie, l'intestin, le poumon. Ce sont des maux de reins, des lumbagos, des torticolis et aussi des douleurs dans les grandes articulations.

Souffrance atroce par elle-même, elle traîne à sa suite des désordres parfois graves. Que de fois le rhumatisme atteint le cœur ! C'est presque la règle, hélas ! si l'on n'y prend garde. Fréquemment aussi il touche le cerveau ou bien ankylose les membres. On sait encore que la chorée (danse de Saint-Guy) est souvent d'origine rhumatismale.

Le rhumatisme débute communément par les membres inférieurs (genoux, cou-de-pied), et de là se généralise plus ou moins. Il court d'une articulation à l'autre et est souvent symétrique, c'est-à-dire qu'il atteint fréquemment la même articulation du membre gauche et du membre droit.

Les parties atteintes sont le siège d'une douleur habituellement très vive qui s'exagère par le mouvement et la pression, même peu accentués et qui se calme au contraire par l'immobilité. Aussi les malades gardent-ils l'immobilité et évitent-ils avec soin le poids des couvertures. Il faut souvent les préserver des attouchements du drap par un cerceau.

Leurs jointures sont gonflées, légèrement rouges, la peau est tendue, lisse, luisante, enflammée. Il y a épanchement d'eau dans l'articulation.

Le malade est baigné de sueur ; il urine peu et son urine est brûlante. L'appétit diminue, la constipation est la règle. Le malade garde sa lucidité d'intelligence.

Pendant le rhumatisme, il survient un état anémique très prononcé qui persiste parfois très longtemps après l'attaque.

***

Rhumatisme chronique.— Celui-ci peut s'observer de 20 à 30 ans quoiqu'il se présente plutôt vers l'âge de 35 à 40 ans. Il a une prédominance assez marquée chez la femme.

Le début a lieu par des poussées peu aiguës de rhumatisme avec douleurs dans les articulations; les poussées se renouvellent plusieurs fois.

Il survient alors des déformations qui ont fait appeler une des formes de ce rhumatisme chronique, le *rhumatisme noueux*. Ces déformations, qui ressemblent, en effet, à de véritables nœuds, sont surtout marquées au niveau des articulations de l'index et du médius. Les articulations des doigts, des orteils, du poignet, et enfin, mais plus rarement les grandes articulations, peuvent être le siège des mêmes déformations. Il survient souvent de la contracture; le membre peut dépérir et il y a des phénomènes douloureux qui reviennent par accès aux temps humides et froids.

Il faut se méfier de ce rhumatisme particulier qui peut amener à sa suite une infirmité définitive, rendre le membre absolument impotent et condamner au repos forcé perpétuellement douloureux.

Chez le vieillard, le *rhumatisme chronique (arthrite sénile)* prend une allure spéciale. C'est à la hanche que souvent il pèse de tout son poids douloureux. L'articulation craque, et progressivement s'ankylose si l'on n'y prend garde. La douleur s'accentue parfois, la marche devient difficile et impossible. Il faut traiter ces malades, car on peut les améliorer et les préserver d'infirmités pénibles pour eux et leurs proches (voir plus loin le traitement général du rhumatisme).

Une autre forme du rhumatisme chez le vieillard est le *rhumatisme chronique des phalanges (nodosités d'Héberden).* Elle est caractérisée par le développement de petites nodosités au niveau de l'articulation de la phalangette (la phalangette est la phalange qui porte l'ongle) avec la phalange suivante. L'articulation est rigide et la phalangette est ordinairement immobilisée dans une position vicieuse ; elle est comme tordue. Ces symptômes se montrent à tous les doigts, mais n'atteignent pas les autres articulations ni de la main, ni des autres parties du corps. Il y a peu de phénomènes de douleurs.

Hygiène des rhumatisants. — Il est une question qui domine le traitement du rhumatisme c'est son origine infectieuse. Le rhumatisme est une maladie microbienne, voilà ce qu'il importe que l'on sache.

Le meilleur moyen de mettre un rhumatisant futur, issu d'arthritiques ou d'herpétiques, à l'abri de sa diathèse est de faire de l'hygiène préventive.

Il importe que l'enfant soit, dès son bas âge, aguerri contre les intempéries. Un exercice sage et raisonné, l'habitude du grand air et surtout l'habitude de le faire vivre, reposer et dormir dans une chambre bien close mais vaste et bien aérée sont des conditions nécessaires de son existence. Mais par contre il est de toute nécessité de le bien couvrir avec des vêtements de flanelle ou de laine, amples et chauds, laissant circuler l'air et permettant à sa peau de respirer.

Je ne saurais trop recommander, dans l'enfance surtout, l'hydrothérapie mais l'hydrothérapie modérée, tiède ou froide suivant l'impressionnabilité du sujet, suivant la saison.

Les frictions avec le gant de crin sont excellentes. On pourra se servir aussi du gant de drap ou de flanelle imbibé du mélange suivant :

Essence de Wintergreen . .	5 gr.
Acide salicylique	2 —
Alcoolat de lavande . . . }	ââ 100 —
— de romarin . . . }	

Eviter toute cause de refroidissement et veiller aux sueurs profuses si fréquentes chez cette catégorie de prédisposés.

Chez l'adulte les précautions sont les mêmes au point de vue de l'exercice, du vêtement et de l'hydrothérapie ou des frictions.

L'existence d'un rhumatisant devra être des plus réglées. Les veillées, les soirées devront être évitées; à supprimer aussi les vins généreux, le champagne et tous les alcools quels qu'ils soient.

Il évitera les épices, la bonne chère, les viandes marinées ou faisandées, les poissons de mer, les gibiers, les salaisons, en un mot tout ce qui est défendu aux malades de cette catégorie.

Boire aux repas des eaux alcalinisées avec la *Bionatrine*.

Eviter le café, le tabac, tous les excitants.

Il couchera dans un lit sans rideaux. Exclure la plume et les édredons.

Laxatif quotidien avec le *Sedlitz Gustave Chanteaud* (de Vendôme).

Le rhumatisant veillera aussi à éviter les refroidissements plus que quiconque. Pourquoi ?

Est-ce que c'est le froid qui engendre le rhumatisme. Au sens vrai des choses, non. Un tempérament rhumatisant doit éviter le froid parce que cet agent provoque un appel fluxionnaire du côté des jointures, de la peau, du poumon, de tous les organes, parce qu'il provoque un état de misère physiologique qui permet l'évolution du microbe latent dans l'organisme.

Si le froid provoquait le rhumatisme à lui tout seul, tous ceux qui s'y exposent attraperaient des douleurs, comme on dit couramment. Mais pour attraper des douleurs, il faut avoir en soi le germe rhumatismal à l'état de puissance, et le froid surexcite cette puissance.

C'est d'ailleurs la théorie de toutes les maladies infectieuses. Le microbe est une graine et la constitution un terrain. Il faut rendre le terrain réfractaire à la graine.

Traitement du rhumatisme. — On a recommandé contre l'état rhumatismal les alcalins, c'est-à-dire le bicarbonate, le benzoate de soude, les phosphates basiques (chaux, soude, magnésie), ou mieux les deux associés.

Dans le rhumatisme articulaire aigu, il demeure bien entendu que le malade est entre les mains du seul médecin et doit s'en rapporter exclusivement à lui qui surveille et dirige le traitement.

Le traitement spécifique du rhumatisme aigu,

des douleurs, c'est la médication salicylée, acide salicylique et salicylate de soude. Quand *Germain Sée*, eut mis au jour les propriétés de ce merveilleux médicament (1877), les médecins poussèrent un soupir de soulagement et les malades aussi.

A mon humble avis la cause de ce succès réside dans l'action antifermentescible (Kolbe et Meyer 1876), antimicrobienne par conséquent de l'acide salicylique et de ses dérivés. C'était le médicament spécifique du rhumatisme articulaire aigu, c'était la quinine des rhumatisants.

Le salicylate s'administre à la dose de 4 à 10 grammes, en continuant de le donner plusieurs jours après, une quinzaine environ.

Mais ce qu'il faut que l'on sache bien, c'est que la médication salicylée n'agit que dans les cas aigus de rhumatisme et qu'elle n'a qu'une action relative dans le rhumatisme chronique ou même dans certaines formes de rhumatisme torpide, insidieux, sans symptômes éclatants. « Plus le rhumatisme est franchement aigu, a dit Dujardin-Beaumetz, plus est certaine l'action de la médication salicylée. »

Il ne faut pas oublier dans le rhumatisme la médication locale de la douleur au siège même du mal.

La révulsion à la teinture d'iode constitue un moyen excellent.

Il y aura lieu d'immobiliser le membre atteint

et de faire des onctions avec des liniments calmants ou des pommades anesthésiques.

Voici quelques formules de ces liniments :

Extrait de jusquiame. . .	ââ	3 gr.
— de belladone. . .		
— de ciguë.		4 —
Vaseline		40 —

Ou encore :

Laudanum	ââ	30 gr.
Chloroforme		
Huile de jusquiâme . . .		
Baume tranquille		

Ou encore :

Huile de camomille. . .	ââ	80 gr.
— de jusquiame. . .		
Baume tranquille		
Camphre.		5 —

Je donne, pour mon compte, la préférence à l'*Angor' Liniment*, médicament très calmant et d'effet presque instantané.

Ces médicaments seront appliqués sur la région malade après que celle-ci aura été lavée et décapée à l'eau savonneuse chaude ; on recouvrira la région d'ouate et on maintiendra le pansement à l'aide d'une bande peu serrée.

Enfin je recommande les tisanes sudorifiques chaudes, la bourrache, la brione, le frêne, le jaborandi.

Dans les cas de rhumatisme aigu, si c'est possible, dans les cas de rhumatisme modéré toujours, des frictions et des onctions chaudes, des bains de vapeur locaux de préférence à cause de l'état du cœur, des bains sulfureux. Dans la méthode par les bains, suivons bien les préceptes de Lasègue qui recommande d'élever la température pendant que le malade y est plongé, de façon que la température du bain, à la sortie du patient, soit toujours plus élevée qu'à son entrée.

Je ne parle pas ici des complications viscérales (cœur, poumons, etc.) ou cérébrales du rhumatisme. Ce ne saurait entrer dans notre cadre.

Hygiène et traitement du rhumatisme chronique. — L'hygiène est celle de l'arthritique et du rhumatisant ordinaire. J'y renvoie le lecteur. Mais j'insiste sur l'importance causale du refroidissement qu'il faut à tout prix éviter.

Quoi qu'on en ait dit, le rhumatisme chronique ne ressemble pas à la goutte. Il est de même famille quant à l'origine, mais s'il est son cousin, il n'est pas son frère. La médication aura donc des points de variation.

Le rhumatisant chronique prendra une nourriture substantielle, des viandes rouges, du vin, ce que ne prendra pas le goutteux.

Du plein air, de l'exercice surtout !

Au point de vue interne le rhumatisant chronique prendra de l'arsenic, soit à l'intérieur (*pilules de Dioscoride*, une matin, midi et soir ;

on augmentera jusqu'à 4 et 5 pour s'arrêter et recommencer s'il y a lieu), soit en bains (1 à 8 grammes d'arséniate de soude par bain). L'iode et les iodures sont d'excellents médicaments du rhumatisme chronique, les meilleurs à notre avis. On donnera la teinture d'iode en nature, de 10 gouttes à 2 et 3 grammes par jour, d'après Lasègue, dans un peu d'eau ou dans du vin d'Espagne aux repas. Je préfère, quant à moi, m'en tenir à la dose maximum de 15 gouttes trois fois par jour. Ou bien on donnera de 1 à 3 grammes d'iodure de potassium et de sodium associés dans la formule suivante :

Iodure de potassium . . .	āā	10 gr.
— de sodium		
Eau distillée		300 —

Une cuillerée à soupe (1 gramme) deux à trois fois par jour dans un peu de café.

Le salicylate de soude, en cas d'exacerbation des douleurs trouvera aussi son emploi (1 à 4 grammes) mais surtout l'*Angor' Spécific* (1 à 4 cuillerées à café par jour).

Comme traitement externe, des bains de vapeur russes (la tête hors du bain), des bains arsenicaux ou sulfureux.

L'électricité et le massage sont ici des agents physiques de toute première importance, employés soit seuls, soit de préférence ensemble.

Les médications calmantes locales, telles que l'*Angor' Liniment*, les pommades anesthésiantes seront indiquées en cas de douleurs, et aussi les révulsifs ; teinture d'iode, coton iodé, frictions térébenthinées, pointes de feu.

Enfin la *médication thermale*. Les eaux à thermalité élevée sont surtout recommandables, Plombières (rhumatisants, lymphatiques et anémiques), Aix (rhumatisants congestifs), Dax avec ses boues (rhumatisants chroniques).

Signalons encore Luxeuil, Néris, Châteauneuf (Puy-de-Dôme), Chaudes-Aigues, Bains (Vosges), Bourbonne-les-Bains, Bourbon-l'Archambault.

Le rhumatisme chronique déformant. Son traitement.

Ici nous sommes très heureux de mettre sous les yeux du lecteur cette consultation de M. A. Plicque parue dans la « Presse médicale », *et qui résume admirablement la question. Nous n'y ajoutons rien (sauf quelques mots d'explications pour les termes trop techniques), nous* n'y retranchons rien :

« Le rhumatisme chronique déformant est souvent regardé comme absolument incurable. Son traitement est institué sans beaucoup de conviction et sans beaucoup d'énergie. C'est d'ailleurs une maladie de miséreux, d'indigents ; les mauvaises conditions hygiéniques compliquent souvent beaucoup l'intervention médicale. Le froid humide, si important comme cause, puisque Charcot le relevait dans les trois quarts de ses cas, est souvent difficile à supprimer, soit du fait de l'habitation, soit du fait de la profession du malade. Mais quand ce facteur peut être supprimé, le pronostic du rhumatisme chronique, même à la période de déformations commencées, est moins sombre qu'on ne l'admet généralement. Un certain nombre de médicaments internes, un certain nombre de moyens locaux possèdent une réelle efficacité.

« L'âge constitue peut-être l'élément le plus important du pronostic. Chez les jeunes sujets, le rhumatisme chronique déformant présente une allure tout à fait spéciale. Les arthrites offrent à première vue tous les caractères des arthrites séniles. Mais on apprend que les premières manifestations ont été longues, douloureuses, souvent même très douloureuses ; très souvent une maladie infectieuse, scarlatine, amygdalite, blennorrhagie, a donné le signal des accidents. Les rétractions, les déformations ont été très précoces. Les lésions sont plutôt périarticulaires que vraiment articulaires. Les amyotrophies (amaigrissement des muscles) sont presque toujours très accentuées. La symétrie des lésions est fréquente. Leur distribution est très variable. Tantôt ce sont les petites jointures, tantôt les grosses qui sont primitivement et spécialement frappées. Mais toutes les articulations peuvent être envahies, même celles des vertèbres, même celles de la mâchoire. Les stigmates d'arthritisme (gravelle, lithiase biliaire, asthme, goutte, obésité, migraine), l'athérome artériel sont rares. A côté des infections, les auto-intoxications d'origine digestive jouent souvent comme causes un rôle prépondérant.

« Mais le point le plus important, bien mis en relief par Charcot, Marie, Œttinger, Jules Simon, A. Weil, Diamantberger, est le suivant : abandonnée à elle-même, l'affection aboutit à des infirmités durables ; traitée avec quelque patience par le massage, l'électricité, les bonnes conditions hygiéniques, les toniques (huile de foie de morue, sirop d'iodure de fer, arsenic), elle aboutit à des guérisons presque intégrales et absolument inespérées. Cette efficacité du traitement offre donc un très grand intérêt.

***

« Les topiques locaux proposés contre le rhumatisme sont très nombreux. Au moment des poussées douloureuses et surtout des recrudescences survenues sous l'influence de la médication arsenicale, Guéneau de Mussy employait le liniment suivant:

Extrait de belladone . . .	}	ââ 1 gr.
— de ciguë	}	
— de jusquiame . . .	}	
— thébaïque	}	
Axonge.		60 gr.

« Teissier et Roques regardent les pommades au dermatol comme particulièrement utiles pour modérer l'inflammation et la douleur. La dose usuelle est de 5 grammes de dermatol (gallate de bismuth) pour 25 grammes de vaseline (1).

Dans les périodes d'accalmie, les pommades à la pilocarpine sont un bon moyen de sudation locale et d'assouplissement. Le coton au jaborandi, d'un emploi malheureusement peu répandu, et qu'il est difficile de se procurer, constitue aussi un très bon moyen d'enveloppement local. Les cataplasmes de sable fin chauffé, les sachets de balle d'avoine chauffée agissent également en entraînant une sudation locale ; Constantin Paul employait souvent dans son service de simples briques chaudes. Celles-ci étaient mises dans une petite cage de bois grillagé pour être maintenues à distance et éviter tout contact direct et toute brûlure.

« Les bains de vapeur, les bains d'air chaud et les bains térébenthinés, les fumigations de genièvre sont aussi avant tout des moyens sudorifiques. Lasègue attribuait peu d'importance à la composition même du bain ; les bains alcalins, sulfureux, arsenicaux, les bains de sublimé lui semblaient agir de même et les bains à l'arsenic et au sublimé donnaient de temps à autre l'ennui d'une intoxication légère. Tout pour lui dans l'action des bains était avant tout question de température ; l'essentiel était d'arriver à faire

(1) J'accorde pour ma part une très grande confiance à l'emploi de l'*Angor' Liniment,* véritable remède spécifique externe de la douleur (Dr L. E. M.).

supporter par le malade des températures élevées, 40°, 42°, 45° même. On y parvient par une accoutumance graduelle. La durée sera seulement de quelques minutes au début, elle croîtra avec la tolérance. Les bains seront donnés tous les deux jours seulement ; leur emploi sera réservé aux périodes de rémission ; il est utile pendant le bain de mouiller la figure du malade avec un peu d'eau à peine tiède donnant une sensation de fraîcheur, mais non froide. Chaque bain doit être suivi de deux heures de repos dans un lit bien chauffé.

« Les tentatives chirurgicales pour le redressement des déformations ont en général donné de mauvais résultats ; elles doivent être conduites avec beaucoup de prudence. Le massage lui-même doit être très modéré ; mais conduits avec prudence, les exercices de gymnastique, les mouvements passifs imprimés aux articulations sont un moyen très puissant contre l'ankylose. Sydenham avait déjà remarqué que l'exercice faisait souvent disparaître la rigidité.

« La compression est particulièrement utile au moment des poussées subaiguës. La compression ouatée est d'un emploi particulièrement commode. Garrod employait beaucoup la compression par des bandelettes adhésives, soit d'emplâtre de gomme ammoniaque, soit d'emplâtre de savon et de litharge. Aux doigts, ces bandelettes adhésives sont un bon moyen de lutter contre la déformation.

« A condition de réserver leur emploi aux périodes torpides, les courants continus constituent peut-être le meilleur des moyens locaux. Le mieux est d'appliquer le pôle positif sous forme d'une large plaque au niveau des jointures douloureuses. Le pôle négatif est appliqué sur le rachis, tantôt à la région cervicale (rhumatisme prédominant des mains), tantôt à la région lombaire (rhumatisme prédominant des membres inférieurs). L'intensité ne dépassera pas huit à dix milliampères. Ce moyen, on le voit, cherche à agir à la fois sur les jointures et sur la moelle. Il se rapproche de la cautérisation ponctuée faite à distance le long du rachis, moyen préconisé par Besnier et qui donne parfois de très bons résultats.

***

« Parmi les médicaments internes, l'iode doit être signalé au premier rang. Lasègue lui attribuait même contre les douleurs et la déformation une sorte d'action spécifique. Il prescrivait la teinture à dose de huit gouttes à chaque repas. Cette dose était graduellement augmentée jusqu'à cent gouttes et plus par jour. La teinture d'iode était donnée dans du vin d'Espagne, qui en masque assez bien la saveur. Le café constitue également un bon véhicule. Malgré cette précaution de la diluer, malgré la précaution de la donner aux repas, elle détermine souvent des accidents gastro-intestinaux. Chez la plupart des malades, la dose de soixante gouttes par jour est difficilement dépassée. L'iodisme proprement dit est assez rare; Lasègue insistait sur l'absence d'amaigrissement et d'ivresse iodique. Mais en dehors des vomissements, de la diarrhée, de la gastralgie existe un signe d'intolérance important à connaître: c'est le gonflement douloureux des parotides. Ce gonflement est parfois très précoce.

« L'iodure de potassium à hautes doses, 2 et 4 grammes par jour, a été surtout préconisé par Lancereaux. Suffisamment continué, il pourrait amener la résolution des ostéophytes récents, des corps étrangers articulaires et même des scléroses tendineuses et aponévrotiques en voie de formation.

« De toutes les autres combinaisons iodiques, les plus employées dans le rhumatisme chronique sont l'iodure de sodium, l'iodure d'amidon, l'iodure de fer. L'iodure de sodium se donne à faibles doses (0 gr. 10 par jour), longtemps continuées. Il est fréquent de voir au début quelques accidents d'intolérance: enchifrènement, irritation conjonctivale, acné; mais l'accoutumance survient en général assez vite. Les bains, le régime lacté partiel facilitent la tolérance. L'iodure d'amidon offre cette propriété de pouvoir être donné à doses considérables, jusqu'à 40 grammes par jour ; la dose usuelle est de deux à trois cuillerées à bouche du sirop suivant:

Iodure d'amidon soluble . . .	25 gr.
Eau.	325 —
Sucre	650 —

« L'iodure de fer, enfin, est souvent indiqué en raison de l'anémie des malades ; le sirop se donne comme le précédent à la dose de deux ou trois cuillerées à bouche par jour. D'après Teissier et Roques, l'iodure de lithine, enfin, à dose de 0 gr. 40 à 0 gr. 60. a parfois une action favorable là où les autres préparations ont échoué. Des malades impotents, cloués au lit depuis des années, peuvent, après quinze ou dix-huit mois de traitement, retrouver l'usage relatif de leurs membres. L'iodure de lithine, pour être bien toléré par l'estomac, doit être de préparation déjà ancienne ; c'est dans un verre d'eau gazeuse qu'il est pris le plus facilement.

« L'arsenic est, avec l'iode, le médicament classique du rhumatisme noueux. Charcot recommandait avec raison de le réserver aux cas relativement récents ; il déconseillait son emploi chez les sujets très âgés : la dose de 2 à 6 gouttes de liqueur de Fowler à chaque repas est suffisante. La tolérance est plus certaine en donnant ces gouttes un peu avant le repas. Presque toujours la médication produit au début une recrudescence des douleurs ; il peut même survenir une poussée d'arthrite subaiguë avec rougeur et gonflement. Ce réveil de l'inflammation locale est un indice plutôt favorable ; par contre, s'il survient des nausées, de la gastralgie, de la diarrhée, de la toux sèche, de la congestion oculaire, de la céphalée, de l'engourdissement des membres, on doit suspendre la médication.

« L'action du gayac, un peu délaissé aujourd'hui, se rapproche de celle de l'arsenic. Ce médicament produit lui aussi au début une recrudescence des douleurs locales. La tisane de gayac (60 grammes de bois en décoction pendant une heure dans un litre d'eau) est un assez bon sudorifique ; elle ne renferme qu'une très petite quantité de l'extrait. La teinture, beaucoup plus riche en principes actifs, se donne à dose de vingt à quarante gouttes par jour.

« Le salicylate de soude est à peu près sans action ; tout au plus peut-il rendre quelques services au moment des poussées subaiguës. Le salicylate de lithine employé par Garrod paraît en général préférable ; la dose usuelle est à chaque repas une cuillerée à dessert de la solution au trentième.

« Le colchique peu employé en France est vanté par Eichhorst. Ce dernier donne trois fois par jour vingt gouttes de la solution suivante :

Teinture éthérée d'aconit	ãã 10 gr.
— de semences de colchiques.	

« Cette médication très active devra être réservée aux périodes d'exacerbation ; son action sera, surtout en cas d'insuffisance rénale — et la néphrite interstitielle n'est pas très rare chez les sujets atteints de rhumatisme chronique déformant, — soigneusement surveillée (1).

« Les conditions sociales des malades empêcheront trop souvent de recourir à la précieuse ressource du traitement thermal. Les résultats remarquables que donnent les eaux chlorurées sodiques ou sulfureuses (Bourbon-l'Archambault, Bourbonne, Balaruc, Barèges, Luchon) et les bains de boues (Saint-Amand, Dax, Barbottan) doivent être pourtant mentionnés. Ces stations doivent être réservées aux périodes torpides. Au voisinage des poussées aiguës, on préférerait les eaux moins excitantes de Néris, de Luxeuil ou de Lamalou. »

(1) Je suis d'avis d'alterner ici l'*Angor' Powder* dans les périodes de calme avec l'*Angor' Spécific* dans les périodes aiguës (Dr L. E.M.).

LA GOUTTE

« La goutte est un état constitutionnel qui domine toute l'existence et marque de son empreinte tous les incidents maladifs de la vie. » (Rendu).

Si quelque chose devait excuser la goutte, c'est qu'elle est, dit-on, la maladie des gens riches. Champfort lui donne comme parrain Plutus, le roi de l'or.

Depuis quelque temps il semble qu'elle se soit davantage démocratisée, car c'est devenu une affection des plus fréquentes dans presque toutes les classes de la société. Seule la femme en est plus rarement atteinte que l'homme ; il faut voir dans ce fait le résultat des habitudes plus sédentaires, de la vie plus calme et moins agitée du sexe féminin.

La goutte est de tous les climats, car c'est plutôt une maladie par nutrition défectueuse que les changements de température peuvent provoquer mais qu'ils ne créent ni ne déterminent.

« Une alimentation trop azotée, d'une part, une alimentation trop épicée de l'autre, telles sont, dit M. Lécorché les deux conditions qui favorisent le développement de la goutte. Trop de viandes et trop d'épices. »

Il est bien certain que nombre de gros mangeurs sont goutteux, mais tous ne le sont pas. Il faut pour cela une certaine prédisposition du malade. Les arthritiques ou les herpétiques sont de ces prédisposés. Ajoutez à cela l'hérédité, une vie paisible succédant à une vie très active, les veilles, les émotions violentes, joies ou chagrins, le sédentarisme, et vous aurez les causes les plus fréquentes des attaques de goutte.

Nombre de grands hommes ont été goutteux. Tels Horace, Franklin, Milton et le grand médecin anglais Sydenham. « Mourir de la goutte, disait cet illustre praticien, n'est pas une mort d'imbécile ». C'est au moins consolant pour le goutteux.

Avant qu'elle paraisse, la goutte se manifeste par des changements de caractère, des maux de tête, des vertiges. Le goutteux a des troubles digestifs, des gaz, de la constipation ou de la diarrhée, des crampes d'estomac, des renvois aigres, de l'eczéma, parfois. « L'humanité tourne à l'aigre, disait Marchal de Calvi. »

Ce sont là, les symptômes qui précèdent l'*accès*.

Quand celui-ci arrive, la scène se corse et devient très pénible. C'est au milieu de la nuit que débute l'accès de goutte. Le malade est réveillé par une douleur aiguë siégeant presque toujours au gros orteil gauche ; cette douleur devient bientôt intolérable, elle se promène dans le pied et la jambe ; la peau devient très sensible, et il se produit une période de vraie excitation cérébrale. Tout cela dure jusque vers cinq ou six heures du matin. Le gros orteil empâté et gonflé devient un peu moins douloureux ; la peau de cette région se couvre de sueur, un peu de calme reparaît. Cela se renouvelle en général pendant quatre ou cinq jours consécutifs. Les accès successifs constituent l'*attaque*.

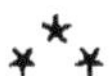

Souventes fois la goutte n'a pas cette brutale brusquerie. Ou bien après plusieurs attaques, elle devient chronique et froide. Elle est alors caractérisée par de longues attaques intéressant simultanément un certain nombre d'articulations et n'aboutissant jamais à une résolution complète.

A leur suite ces attaques laissent des dépôts dit *tophacés* dans les articulations déformées. Ces concrétions s'accumulent habituellement au voisinage des tendons et elles sont assez fréquentes au niveau du pavillon de l'oreille. Quelquefois elles s'accumulent en si grande abondance qu'elles se font jour au dehors sous forme de masses blanchâtres et molles. Sydenham, toujours plaisant quoique goutteux, compare la main d'un vieux goutteux à une botte de panais.

Enfin, sous le nom de *goutte viscérale*, on comprend toute une série de symptômes parfois très graves. Telles par exemple les affections de l'estomac, dyspepsie, gastralgie, gastrite, les affections de la peau (1), la calvitie (2). Chez d'autres, ce sont des hémorroïdes, des coliques hépatiques, des coliques néphrétiques. Ces malades deviennent sombres, taciturnes, hypocondriaques. Les diarrhées, les congestions du foie, sont aussi très souvent le lot des goutteux.

La *sciatique* est fille de la goutte. On connaît les douleurs vives, lancinantes que cette affection provoque dans la jambe depuis la hanche jusqu'à la cheville. Son traitement sera presque toujours celui de sa mère. Il en va de même pour les *névralgies* qui cèdent fréquemment à un traitement antigoutteux.

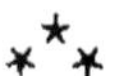

L'évolution et la terminaison de la goutte sont choses très variables. La durée de cette affection ordinairement longue peut être singulièrement et péniblement abrégée par l'apparition de complications viscérales aiguës, comme la goutte remontée, ou moins rapides comme les bronchites, les oppressions douloureuses, et tous les phénomènes dont nous avons parlé à la *goutte viscérale*. La terminaison, dans ces cas est mortelle ou bien le malade devient infirme ou valétudinaire.

Les goutteux ont tant vu préconiser de traitements qu'ils se refusent à croire à ceux nouveaux qu'on leur présente. Ils ont peur d'être

(1) Voir notre livre *Peau et Estomac*, 1 franc (*franco*).
(2) Voir page 79.

trompés une fois encore, et leur scepticisme voisin du désespoir les mène sûrement à leur perte.

Voudront-ils nous permettre de leur donner un conseil ? Le traitement de la goutte n'est pas seulement affaire de pharmacie, mais encore affaire de régime. On raconte que Chomel, consulté par un financier tenaillé par la goutte, lui fit un jour, impatienté de ses doléances contre la médecine, l'ordonnance suivante : « Vivre avec 3 francs par jour et les gagner. » Sous sa forme brutale, cette prescription contient un grand enseignement : pour se guérir de la goutte il faut vivre sobrement et hygiéniquement.

Nous allons formuler sommairement les règles de l'hygiène des goutteux.

Traitement préventif. Hygiène des goutteux.

Chez l'enfant : Surveiller son alimentation et sa croissance. Régime léger plus riche en légumes qu'en aliments azotés. Combattre la constipation. Faire fonctionner la peau, soit par des frictions sèches, soit par des lotions froides ou des bains répétés, activer les combustions par des exercices réguliers et sans fatigue.

Surveiller surtout l'adolescence. Le collège, l'internat ne sont guère faits pour les goutteux.

Je cite, à propos de l'enfant goutteux héréditaire, ce qu'en écrit le docteur Dedet dans un article fort remarquable :

« On retrouve l'influence de l'hérédité chez la

moitié des goutteux environ. Ce triste héritage vient, le plus souvent, du père ; il peut être indirect ou direct, c'est-à-dire que le goutteux peut engendrer un diabétique, un graveleux, un albuminurique, un obèse, un eczémateux ou un goutteux franc. Toujours est-il que l'arbre portera les fruits de son espèce.

« C'est sur ces rejetons de goutteux à modalité et à manifestations si diverses, petits goutteux ignorés, auxquels on fait subir tant de médications intempestives et nuisibles, que je veux attirer l'attention, et c'est à eux, aux leurs surtout, que je veux donner un conseil utile.

« Le père goutteux va à sa station et la mère, la plupart du temps, entraîne à la plage pour le relever, le tonifier, le malheureux enfant, pour lequel l'atmosphère marine est pernicieuse. Elle n'est pas coupable, cette mère, personne ne lui a dit peut-être que son enfant était goutteux, personne ne lui a déconseillé l'air de la mer ; heureux si on ne le lui a pas conseillé.

« Et cependant l'enfant est goutteux, goutteux à sa manière, goutteux comme on l'est à son âge ; pour un œil exercé, il a les stigmates de la goutte, c'est un terrain goutteux ; on peut même en faire scientifiquement la preuve.

« N'arrive-t-il pas à ce charmeur d'avoir, par intermittence, des inégalités incompréhensibles d'humeur, de traverser des périodes de bouderie, de colère, de caractère insupportable à tous et dont tous s'étonnent ? Assurément si. Faites, à ce moment, analyser ses urines, vous y décélerez un excès d'acide urique ou la présence d'oxalates ; uricémique, oxalurique, intermittent, passager ou constant, c'est-à-dire graveleux, c'est un terrain goutteux.

« Si ce n'est pas son humeur qui a changé, c'est son petit tube digestif qui lui joue des tours, qui fonctionne mal entre des périodes de digestion parfaite ; il a des poussées de dyspepsie, de gastralgie, un appétit capricieux, des somnolences ou de l'excitation.

« Parfois ce sont des migraines qui l'assaillent à l'heure où on y pense le moins, migraines qui se jugent par une débâcle intestinale ou urinaire à laquelle ni lui, ni les siens, ne prêtent attention. Que d'autres modalités à cette diathèse arthritique ! Ce bel enfant à embonpoint exagéré, rose, joufflu, ce gros appétit, à digestions bonnes, dont on envie la santé, mais c'est un goutteux de race, la plupart du temps goutteux indirect, mais goutteux ; et parfois, à cet aspect florissant correspond un taux notable de sucre dans les urines. C'est un terrain qu'il faudra remuer, drainer, changer si nous voulons que la diathèse ne se révèle plus âpre et plus maligne.

« Mes conclusions, vous les demandez, les voici ; elles sont en même temps le conseil :

« Pas de bord de mer pour ces petits bourgeons arthritiques, l'air salin ne fera que les exciter, les priver de sommeil, etc., etc., au lieu de leur bénéficier.

« Ce qui leur est nécessaire, après avoir pris l'avis du médecin traitant, le médecin de la famille surtout (s'il en existe encore), c'est la médication hydro-minérale, moins énergique, plus tempérante, plus variée, plus dosée, parce qu'elle l'est par la nature plus que les autres médications. Notre petit malade est justiciable de la médication hydro-minérale qui a, pour guérir, des raisons que la raison humaine ignore en partie.

« Ce n'est pas telle ou telle station que je vous vante ou vous recommande, car c'est la manifestation qui fait l'indication, j'ajoute même que, parfois, il y aura tâtonnement avant de trouver la bonne. Mais ce que je puis dire, c'est que la place de l'enfant, est près de son père, dans sa station, plutôt qu'à la plage avec sa maman. »

Chez l'adulte. — Etre sobre, c'est là le grand point. Voici sous forme synoptique, ce qui est permis et défendu dans l'alimentation des goutteux :

Produits interdits. — Boissons alcooliques de haut degré. Vins de Bourgogne rouges. Vins du Rhin ou de la Moselle. Vins de liqueurs. Cidre. Sucre et sucreries. Confitures. Pâtisseries. Rhubarbe. Tomates. Asperges. Oseille. Ail. Champignons. Truffes. Gibier. Poissons de mer. Viandes noires ou faisandées. Viandes salées. Coquillages.

Produits autorisés. — Vins de Bordeaux rouges et blancs. Vin de Bourgogne blanc. Vin de Hongrie pris très modérément. Salsifis. Artichauts. Céleri. Oignons. Betteraves. Navets.

Carottes (petite quantité). Pois frais ou secs. Haricots. Pommes de terre en robe de chambre (éviter les pommes frites). Laitue (en salade seulement). Riz. Tapioca. Viandes rouges (en quantité modérée). Viandes blanches.

D'une façon générale, insister sur le régime végétal plutôt que sur les viandes.

Le goutteux vivra le plus possible en plein air; sa vie devra être active ; il marchera beaucoup. Des bains fréquents lui seront utiles ; il devra se coucher de bonne heure dans un lit bien aéré, sans rideaux.

Boissons. — Vin blanc léger coupé d'eau. Pas de vin rouge, surtout de vin rouge du Midi. Chez les congestifs, boire de préférence des eaux faiblement minéralisées (Evian, Contrexéville et Martigny-les-Bains) ou encore eau additionnée de *Bionatrine.*

Pas de fatigues, de nuits passées, de surmenage.

Traitement de l'attaque aiguë. — Des compresses fraîches de 25 à 30°. Séjour au lit dans une chambre bien aérée et de bonne température. Diète lactée. Tisane de chiendent et de camomille avec un quart de cuillerée à café de *Bionatrine,* trois à quatre fois par jour.

En crise plus forte, *Angor'Specific* qui calme sans fatiguer l'estomac dont les fonctions sont si précieuses aux goutteux.

Oindre les articulations malades avec l'*Angor'Liniment* et envelopper d'ouate.

Le soir, prendre de 1 à 4 cachets de 0.50 de sulfonal, un toutes les heures.

Repas composé d'œufs, de purée de légumes secs, de lait, de légumes verts cuits.

Traitement de la goutte chronique. — Hygiène alimentaire sévère et continue. Entretenir quotidiennement la liberté du ventre par le *Sedlitz Gustave Chanteaud* (de Vendôme).

Par intervalles réguliers (20 jours par mois) prendre une cuillerée à café de *Bionatrine* dans l'eau de boisson.

Prendre, s'il y a dyspepsie, suivant les indications, quassine, strychnine ou bien acide chlorhydrique (1).

S'il y a des gaz, chose très fréquente et très gênante chez les goutteux, prendre la *Poudre Eupeptique de Vincent Lorr.*

Pendant quinze jours par mois, prendre une demi-cuillerée à café, matin et soir, d'*Angor' Powder.*

En cas de douleur, applications de l'*Angor' Liniment.*

Frictions, massage, électrisation pour appeler le sang aux jointures chez les anciens goutteux. Stations minérales (Bourbonne-les-Bains, Bourbon-l'Archambault, Aix, Luchon).

(1) Voir notre livre *Peau et Estomac,* 1 franc (*franco*).

Les goutteux gras sont des prédisposés à l'albuminurie, au diabète, à l'obésité. Chez eux il faut prescrire de l'exercice, du massage, supprimer les graisses et les féculents ; beaucoup de végétaux ; modérer les boissons ; prescrire Vichy.

En cas d'oppression et d'asthme, iodure de lithium ou de sodium ou de potassium. (Bourboule, Royat, Mont-Dore.)

Chez les goutteux à manifestations diverses et fluctuantes, susceptibles de se congestionner facilement du côté du foie, du poumon, il y a lieu de ne pas traiter trop vite soit les eczémas ou maladies de peau, soit même les manifestations articulaires qui peuvent être des dérivatifs momentanés excellents.

Traitement hydro-minéral (d'après Rendu.) — Eaux lixiviantes (Evian, Contrexéville, Vittel, Martigny).

Vichy, à éviter chez les congestifs. Chatelguyon sera recommandé au contraire.

Pour les goutteux anémiques et dyspeptiques Royat, Evian.

Manifestations douloureuses (Saint-Nectaire).

Goutteux lithiasiques (colique hépatique ou néphrétique) et obèses (Brides).

Goutte chronique avec raideur articulaire ; eaux de haute thermalité (Plombières, Néris, Amélie). Les mêmes eaux sont contre-indiquées dans la goutte aiguë ou à évolution lente et torpide.

GRAVELLE.

COLIQUES NÉPHRÉTIQUES

« Tu as la goutte et moi la gravelle; nous avons épousé les deux sœurs », écrivait Erasme à un de ses amis goutteux.

C'est, comme la goutte, une affection très relevée, socialement parlant; elle fut la maladie de l'empereur Auguste, de Michel-Ange, de Calvin, de Montaigne, de Colbert, de Louvois, de Buffon, du chansonnier Désaugiers.

Elle est généralement peu douloureuse et ne s'accompagne que d'un peu de lumbago, à moins qu'elle ne provoque cette crise redoutable et douloureuse qui s'appelle la colique néphrétique.

Thompson, le chirurgien anglais qui soigna en dernier lieu Napoléon III, appelle pittoresquement la Gravelle un orage d'acide urique. C'est, comme le dit Monin, un effort de la nature destiné à l'élimination des graviers du rein.

N'oublions pas surtout que la gravelle non traitée mène à la pierre, qui nécessite une opération douloureuse.

Quand elle ne veut pas se faire trop méchante, la gravelle se contente de provoquer des douleurs de rein, des brûlures pendant l'acte d'uriner avec sensation douloureuse dans le canal. Elle provoque le rejet de petits graviers qui se déposent au fond du vase et que l'on retrouve le matin.

« On reconnaît trois sortes de gravelle :

a) La *gravelle urique*, la gravelle diathésique par excellence, est sœur de la goutte. Toutes deux dérivent d'un même vice de la nutrition, qui aboutit, soit à une production excessive d'acide urique dans l'organisme, soit à un défaut de solubilité de cet acide dans les humeurs. Toute la prophylaxie et toute la thérapeutique de la gravelle peuvent se ramener à ces deux termes : restreindre la formation de l'acide urique; accroître sa solubilité dans les urines. Les mêmes prescriptions diététiques que nous avons formulées à propos du régime alimentaire des goutteux retrouveront donc leur application chez les personnes affligées de la gravelle urique. Il y a cependant quelques remarques à faire, à cet égard :

Il importe que les personnes en question fassent des repas peu copieux; il importe que ces repas comprennent une certaine quantité de viande de boucherie (bœuf, mouton, veau), parce que cet aliment fournit de l'urée qui accroît le pouvoir dissolvant de l'urine pour l'acide urique. Il importe qu'elles boivent largement, parce que les boissons abondantes ont le triple avantage d'opérer le lavage des reins, de restreindre la production de l'acide urique et de favoriser la dissolution de cet acide. En fait de boissons, on prescrira la bonne eau de fontaine, les eaux dites de table, légèrement gazeuses, le thé léger, les bières légères, le cidre, certains vins blancs légers, principalement ceux de la Moselle.

b) La *gravelle oxalique* réclame des prescriptions alimentaires un peu différentes de celles que nous avons édictées à propos du régime alimentaire qui convient dans la goutte et la gravelle urique. Un moyen infaillible de venir à bout de l'oxalurie consiste dans l'institution du régime lacté exclusif. On conseillera donc aux oxaluriques de boire beaucoup de lait, voire, éventuellement, de s'abstenir de toute autre boisson et même de tout autre aliment, pendant une certaine période de temps. Lorsqu'il n'y a pas lieu d'édicter un régime aussi sévère, l'alimentation comprendra de la viande de boucherie, bouillie ou rôtie, des œufs, du lait, cela va sans dire, du beurre, des fromages secs, puis des féculents en quantités modérées, ainsi que des fruits et des légumes choisis parmi ceux qui ne doivent pas être prohibés à cause de leur richesse en acide oxalique. Sera interdit l'usage de l'oseille, des épinards, des haricots verts, du cresson, de la rhubarbe, des figues, du cacao, du chocolat, du thé un peu fort. En fait de boissons on prescrira, indépendamment du lait, la bonne eau de fontaine, les eaux minérales bi-carbonatées calcaires (eau de Contrexéville), les vins légers, non acides, coupés d'eau, les bières légères. L'usage systématique de l'eau de Vichy répond à une double indication : combattre la dyscrasie, dont l'oxalurie est une des expressions; neutraliser l'hyperacidité gastrique, qui favorise l'oxalurie.

Pour atteindre ce double résultat, il faut faire prendre l'eau de Vichy *(Célestins, Hôpital)*, pendant et entre les repas, par petites quantités souvent répétées, de préférence mélangée à la boisson, vin blanc, lait).

c) Dans les cas de *gravelle phosphatique*, le régime alimentaire doit tendre à un résultat qui est, à certains égards, inverse de celui qu'on poursuivait dans les circonstances envisagées ci-dessus. Aussi bien, la précipitation des phosphates, dans les voies urinaires, reconnaît pour cause immédiate, dans l'immense majorité des cas, une diminution de l'acidité des urines, allant jusqu'à l'état neutre, voire jusqu'à l'alcalinité. On a prétendu qu'il existait une phosphaturie diathésique, par exagération de la dénutrition des tissus phosphatés ; ce serait une des modalités de la neurasthénie. Cette manière de voir est loin d'être partagée par tous les pathologistes. Quoi qu'il en soit, et pour ne parler que de la gravelle phosphatique, elle est toujours une conséquence du défaut d'acidité des urines ; cette opinion est unanimement acceptée. Conséquemment, il ne saurait faire de doute que le régime alimentaire, dans les cas de gravelle phosphatique, doit tendre à ramener et à maintenir les urines à un degré convenable d'acidité. Pour atteindre ce résultat, on prescrira une alimentation composée surtout de viandes, d'œufs, de beurre, de fromages secs, de céréales et de légumineuses. L'usage alimentaire des pommes de terre, des légumes verts, des racines comestibles, de la plupart des fruits devra être réduit à un strict minimum. Les boissons abondantes sont nuisibles aux phosphaturiques, parce qu'elles diminuent l'acidité urinaire ; de même, le lait, le cidre, la plupart des vins et des bieres et surtout *les eaux minérales alcalines.* Au contraire, les eaux chargées d'acide carbonique, les eaux chlorurées sodiques faibles, l'acide chlorhydrique dilué (1 gramme par litre d'eau de fontaine) sont à conseiller. Les repas devront être fréquents et peu copieux ; les repas plantureux, en sollicitant une active sécrétion de suc gastrique, entraînent une diminution de l'acidité urinaire. Les exercices musculaires forcés aboutissent au même résultat. » (1)

***

La Colique néphrétique débute par la douleur ou un besoin violent d'aller à la selle. La douleur siège au niveau des reins, s'irradie dans le trajet de l'urèthre, provoquant des exacerbations dans les bourses ou dans les parties externes des organes génitaux de la femme. La marche est impossible, le malade est couché sur le côté atteint, droit ou gauche, la face est anxieuse ; il y a des vomissements alimentaires. La pression ou la simple imposition des mains sur la région douloureuse est insupportable. L'urine est rare,

(1) *Revue internationale de Clinique et de Thérapeutique.*

rouge, épaisse, souvent mêlée de sang. Il est peu fréquent de voir plus de deux accès par année chez un même malade.

I. — *Pendant l'accès de colique néphrétique* (d'après Grasset) :

1° Mettre le malade dans un grand bain tiède avec un kilo d'amidon. Durée de 3/4 d'heure à 1 h. 1/2. Renouveler au besoin dans la journée ;

2° Donner par cuillerée toutes les heures du lait glacé, dans l'intervalle de la tisane de champagne frappé ou encore des glaces faites avec de la crème et du bouillon à la boule, à égales parts dans la sabotière ;

3° Injection de morphine si la douleur est trop vive ;

4° Donner deux fois par jour une pilule contenant :

Poudre de belladone . . .	ââ 1 c/g.
Extrait de belladone . . .	

II. — *En dehors des accès aigus, s'il y a expulsion de sable :*

1° Lait comme boisson exclusive aux repas qui seront surtout composés de laitage, œufs, légumes verts cuits, purées de légumes secs, viandes blanches bien cuites ;

2° Tous les matins, entre les deux déjeuners, boire une bouteille d'eau d'Evian ou de Vittel (grande source) additionnée de 0 gr. 50 de benzoate de lithine, par demi-verre, de demi-heure en demi-heure ;

3° A chaque repas, prendre un cachet de 0 gr. 50 de salol et une cuillerée de :

Eau chloroformée éthérée . .	150 c. c.
Eau de tilleul	100 —
Sirop de fleurs d'oranger. . .	50 —

4° Vie en plein air, exercices du corps, marches à pied.

Tous les matins frictions sèches à la brosse de flanelle sur tout le corps, sauf la tête.

5° Aller en été faire une saison à La Preste.

III. — *En dehors de toute crise aiguë ou subaiguë :*

1° Voir le régime indiqué plus haut;

2° Vie en plein air. Pas de sédentaréité. Pas de travail intellectuel. Aucun excès. Exercices du corps : marche, chasse, escrime, gymnastique;

Friction tous les matins sur tout le corps à la brosse de flanelle;

3° Demi-heure avant chaque repas prendre un verre à bordeaux d'eau de Vichy (Hauterive ou Saint-Yorre) additionné de 0 gr. 25 de benzoate de lithine;

4° Deux fois par an, au printemps, à l'automne, prendre à domicile 25 bouteilles d'eau d'Evian ou de Vittel (Grande-Source), tous les matins une bouteille entre les deux déjeuners par demi-verre, de 1/2 heure en 1/2 heure, en se promenant dans l'intervalle;

5° En été, saison à Evian, Vittel, Contrexéville ou Capvern.

DIABÈTE

« Un diabétique qui se soigne a
« autant de chances de vivre longtemps
« qu'un homme en bonne santé.
« Bouchardat. »

Le diabète se manifeste, comme l'on sait, par la présence de sucre dans les urines, avec soif intense et urination considérable (2 à 15 litres par jour d'urine souvent très claire). Il détermine fréquemment une odeur spéciale de l'haleine et aussi provoque une constipation habituelle. Le diabète détermine encore des eczémas, de l'herpès.

La chute des dents est souvent sa conséquence et aussi la fétidité de l'haleine ; il est accompagné fréquemment d'oppression, de vertiges, de douleurs sciatiques, de modifications du caractère, d'impuissance. Enfin il peut amener une cataracte dite diabétique.

Il existe trois formes de diabète : le diabète gras, le diabète maigre, le diabète nerveux ; celui-ci est le plus dangereux.

Dès que l'on s'apercevra des syptômes énoncés ci-dessus, on devra faire analyser ses urines et continuer de le faire tous les mois.

On a dit, fort justement, que *chaque diabé-*

tique avait sa façon de faire du diabète. C'est exact ; il est tel sujet chez lequel le traitement le mieux compris n'amènera pas de modification durable tandis que tel autre verra son sucre disparaître ou s'atténuer dans d'infimes proportions.

S'il est une maladie où le régime a une importance capitale, c'est évidemment celle-ci. Le régime, ici, est au moins la grande moitié du traitement.

Régime des diabétiques. — Ne pas se mettre au régime lacté absolu, non plus qu'il ne faut pas supprimer totalement les viandes. Ce sont là deux excès nuisibles et dangereux.

Aliments permis. — Les bouillons additionnés de légumes verts, soupe à l'oignon, soupe aux choux.

Poissons de tous genres. Coquillages et crustacés (huîtres, moules, escargots, langoustes, écrevisses, grenouilles).

Toutes les viandes, sous toutes les formes, pourvu qu'il n'y ait pas de farine dans les sauces. On exceptera cependant le foie des animaux ; mais on pourra prendre cervelles, ris de veau, rognons, viandes fumées et salées, jambon.

Des aliments gras, autant que la digestion le permet (beurre, lard, charcuterie, moelle de bœuf, gras de jambon, graisse d'oie).

Œufs sous toutes les formes.

Légumes verts et salades (épinards, haricots

verts, choux, choucroute, choux-fleurs, choux de Bruxelles, artichauts, salsifis, salades de romaine, laitue, scarole, barbe, cresson, mâche, etc.) ; ces salades pourront être crues ou cuites.

Fromages, crèmes fraîches, beurre, olives, amandes, noix, nouilles fraîches ou sèches, pistaches.

Il importe à propos du régime gras chez les diabétiques de ne pas perdre de vue les conseils très importants que voici :

« *Partant, dit Bouchardat du résultat des observations des vingt dernières années de ma pratique, j'en suis arrivé à conseiller comme une chose de la plus grande importance, la modération dans la quantité de viande, d'œufs, poissons, fromages ou d'autres aliments azotés.* » — *On ne saurait trop insister sur cette prescription si sage et si peu observée en général. Beaucoup de diabétiques sont convaincus qu'ils ne mangent jamais assez de viande, et cependant des faits précis ont depuis longtemps prouvé la justesse des observations de Bouchardat.* (Lépine.)

Les pommes de terre cuites à l'eau (125 gr. à chaque repas) remplaceront le pain. Disons tout de suite que le meilleur des soi-disant pains médicamenteux ne vaut pas grand'chose. Le meilleur pain des diabétiques est encore la mie ordinaire à petites doses (50 grammes à chaque repas avec les pommes de terre cuites à l'eau).

Aliments défendus. — Aliments sucrés, sucre,

mets sucrés, pâtisseries, chocolat, confitures, lait, carottes, navets, betteraves, asperges, oseille, fruits sucrés, figues, raisins, prunes, pruneaux, pommes, poires, ananas, melons.

A propos des fruits voici ce qu'écrit le professeur Lépine :

« Les fruits sont, en bloc, proscrits par un certain nombre d'autorités médicales ; je crois que c'est à tort, car cette privation est pénible pour beaucoup de malades et, en poids, la plupart des fruits ne contiennent guère plus d'hydrates de carbone que les légumes *permis* aux diabétiques. Cette proposition pourra paraître subversive, mais si l'on se reporte aux tableaux les plus recommandables sur la composition des aliments on verra qu'elle est rigoureusement exacte. Ainsi l'orange, qui semble tout d'abord un fruit très sucré, ne renferme que peu d'hydrates de carbone. Ce fait a été confirmé récemment par les analyses de F. Kraus.

« A poids égal, dit M. Kraus, les fruits renferment de six à douze fois moins d'hydrates de carbone que le pain blanc. Les oranges (non complètement mûres) sont même bien plus pauvres, elles n'en renferment que 2.5 à 3 %. Il faut donc 240 grammes environ d'oranges *pelées* pour faire l'équivalent de la quantité d'hydrates de carbone que contiennent 10 grammes de pain blanc. »

L'abricot, quant aux hydrates de carbone, a

une composition analogue ; la pêche est même un peu plus pauvre, car elle peut n'en renfermer que 2 %. Ce fruit constitue donc une ressource précieuse pour les diabétiques. En en mangeant de 100 à 200 grammes, ils n'ingèrent qu'une quantité de sucre presque négligeable.

M. Kraus, sur les indications de M. von Noorden, recommande aux diabétiques les fruits cuits, en prenant la précaution de jeter l'eau dans laquelle ils ont bouilli. Par ce procédé on arrive à débarrasser les fruits d'un bon tiers de leur sucre et même davantage. Seulement ces fruits sont peu agréables au goût, car il leur manque la saveur sucrée. M. Kraus conseille de les sucrer avec de la saccharine. »

Féculents, haricots, lentilles, pommes de terre, sauf quand elles sont simplement bouillies ou cuites au four dans les conditions indiquées plus haut, pain ordinaire, friture à la farine, pâtes, macaroni.

Boissons permises. — La soif est un moyen de défense du diabète. Loin de l'empêcher de boire, dit le professeur Lépine, il faut favoriser chez lui la diurèse.

Le diabétique boira donc sans excès, doucement et à petite gorgée pour mieux étancher sa soif. Vins rouges (60 centilitres par jour). A ce propos il est bon de faire remarquer que l'usage de vin devra être subordonné à l'état du foie qu'il faudra surveiller de très près. Eau coupée avec la *Bionatrine* (une cuillerée à café par carafe d'un litre). Macération de quassia ou de quinquina à froid. Thé et café sans sucre. Bière non gazeuse étendue d'eau.

Boissons défendues. — Bière, cidre, limonades et boissons acides surtout si elles sont sucrées. Pas de champagne, de vins sucrés ou mousseux, pas d'eau de seltz. Peu ou pas de vin blanc. Très peu de lait.

Aucun alcool pur. — Lépine permet, avec beaucoup de surveillance, l'usage de l'alcool étendu d'une grande quantité d'eau.

Hygiène du diabétique. — Pour assurer son existence, le diabétique doit prendre de l'exercice continu sans fatigue excessive, ne pas se cantonner dans la chambre. « L'air de la chambre est le plus mortel ennemi du diabétique, a dit Clemens. »

Il lui faut, suivant une expression populaire et juste, brûler son sucre. Pour cela de toute façon il importe que le malade active ses combustions. Bouchardat recommandait au diabétique de fendre lui-même son bois ; ce serait peut-être demander beaucoup à certains d'entre eux. Mais tous les exercices faciles comme la marche après le repas, la promenade en plein air, la bicyclette à allure et à dose modérées, la chasse, l'escrime, la gymnastique rationnelle sont des moyens excellents d'éviter, de combattre et d'annihiler la formation du sucre.

Pour ceux qui le pourront, le séjour dans les climats tempérés d'altitude ou dans les régions tempérées du Midi, seront d'excellents moyens de guérison si, bien entendu, on continue à y observer les lois de l'hygiène générale et du régime spécial.

Le diabétique évitera le froid, car c'est son ennemi mortel. C'est pourquoi il lui faut être sobre dans son exercice pour éviter les sueurs profuses et excessives ; c'est pourquoi aussi il devra se vêtir de laine et de flanelle pour parer aux bronchites et aux pneumonies toujours graves, souvent mortelles.

L'hydrothérapie tiède est excellente pour ces malades, que ce soit par le bain ou par le tub ou par la douche. Elle nettoie la peau toujours irritée par la sécrétion des diabétiques, et, ce faisant, elle entretient en bon état un émonctoire nécessaire à ces malades.

Enfin, le diabétique devra éviter les émotions vives, le jeu, les spectacles émotionnants de toute nature. Son entourage devra lui éviter, dans la mesure du possible, des impressions désagréables, éviter de le surprendre brusquement même pour un plaisir. Le diabétique est un nerveux, un neurasthénique, et comme tel il a droit à tous nos ménagements et à toute notre sollicitude.

Médication.— La médication du diabète est subordonnée à une foule de circonstances particulières et diverses. En donner les grandes lignes est chose fort complexe.

Il faut d'abord et toujours en revenir au régime, le modérer, le tempérer, le varier pour éviter le dégoût.

Il n'y a pas, à proprement parler, de médicament spécifique du diabète. Qu'on le sache bien.

Une première indication sera de se tenir le ventre libre. J'emploie dans ce cas, de préférence, quotidiennement le *Sedlitz Gustave Chanteaud* (de Vendôme) à la dose d'une cuillerée à café.

L'antipyrine a été recommandée sauf cependant chez les albuminuriques ou les diabétiques déprimés. On lui adjoint les toniques généraux, huile de foie de morue, quinquina, arsenic, etc. On emploie encore l'urane, la piperazine.

Les alcalins, écrit Lépine, sont employés en chimie pour favoriser les oxydations. L'expérience clinique a montré leur utilité chez les diabétiques. Il semble que les eaux alcalines naturelles n'agissent guère chez les diabétiques que par leurs bicarbonates. Toutefois, pour que les alcalins agissent seulement comme adjuvants des oxydations, il faut qu'ils soient administrés à dose faible, ou tout au moins *modérée.*

Le permanganate de potasse, qui comme on sait, augmente les oxydations peut être dans certains cas prescrit.

Le Dr Robin formule les cachets suivants à prendre avant le premier déjeuner et le dîner :

Arséniate de soude	2 à 3	m/g
Carbonate de lithine. . . .	10 à 15	c/g.
Codéine	2 à 5	—
Poudre thériacale.	25	—
Extrait de quinquina sec pulvérisé	40	—

Pour un cachet.

Prendre ces cachets quinze jours. On pourra alterner avec les pilules suivantes que l'on prendra matin, midi et soir avant de manger :

Sulfate de strychnine.	1	m/g.
Extrait de belladone	3	c/g.
— de valériane	5	—
Sulfate de quinine	15	—

Pour une pilule.

Enfin, s'il y a prédominance des phénomènes nerveux, on aura recours aux bromures, à l'opium, à la belladone, mais avec la plus grande prudence, la plus grande circonspection, et jamais sans l'avis du médecin.

On a aussi conseillé dans le diabète la médication par les sucs organiques (opothérapie) dont l'action est encore assez étendue. Je lui préfère le mode des sérums organo-minéraux étudiés plus loin.

LA DÉPURATION

PAR LES SÉRUMS ET LES SUCS ORGANIQUES

basée sur l'Analyse du Sang.

Il était bien à prévoir, après les expériences et les succès obtenus par Brown-Séquard, après les résultats constatés dans les maladies graves par l'emploi des sérums animaux, des sérums minéraux, des sucs organiques, il était bien à prévoir, dis-je, qu'un jour viendrait où leur emploi judicieux se généraliserait à la médecine tout entière, non point avec la frénésie et l'emballement du début d'une découverte, mais avec la mesure et la pondération, la justesse qui sied à une méthode scientifique.

J'ai dirigé mes recherches de ce côté quant aux affections qui nous occupent, et j'avoue que je n'ai pas été déçu dans mes espérances.

En somme, en quoi consiste cette méthode des sérums? Elle consiste, par la voie hypodermique, à apporter à l'organisme les éléments qui lui manquent, à modifier ceux qui le gênent, à détruire ceux qui lui nuisent.

On sait en effet que l'injection sous la peau de substances utiles à la vie, constitue un procédé de choix. Il permet en effet de mettre en contact direct avec le sang lui-même, les matériaux dont il se charge et dont il a besoin. On me répondra qu'on y arrive en faisant absorber au malade par l'estomac les éléments nécessaires. Non pas, certes, avec la même précision ni la même activité. Car le médicament subit, du fait des sucs de l'estomac, une modification notable. D'autre part, avant d'être pris par le sang pour que celui-ci se l'assimile, il faut qu'il passe par le foie, ce grand brûleur, cet alambic perfectionné de notre économie. Là encore il subit des transformations. Enfin, estomac, intestin, foie, tous ces organes où circule le remède peuvent être eux-mêmes malades, transformer dans de mauvaises conditions l'élément réparateur, et par suite amener un retard dans la guérison ou quelquefois l'empêcher.

Lors donc que le sang lui-même est touché dans sa constitution, le mieux est de l'impressionner directement. « Frappez à la tête », disait le général romain à Pharsale. Frappons au sang, dirai-je, en parodiant le mot du stratégiste ! Car c'est la bataille que nous livrons et il nous faut la victoire.

Aussi bien, lorsque j'ai à traiter des affections rebelles ou chroniques et que je puis suivre le malade, voici la ligne de conduite que j'ai toujours suivie.

Je fais d'abord procéder à une analyse complète des urines, et surtout à une analyse du sang.

J'ai par devers moi plusieurs centaines d'observations de malades chez lesquels j'ai procédé de cette façon, et j'avoue que je n'ai pas eu lieu de m'en repentir (1).

J'ai sous les yeux toutes ces analyses; et bien que ce livre soit destiné plutôt au grand public, je crois bon de résumer leur ensemble, malgré l'aridité scientifique que cela peut présenter.

Le sang des malades arthritiques ou herpétiques a de fréquentes ressemblances de l'un à l'autre, ce qui montre bien une même cause ayant des effets différents.

1° *Le sang est de densité plus faible;*
2° *Son alcalinité est diminuée;*
3° *La résistance des globules est diminuée* (ce qui, soit dit en passant, favorise l'entrée de toutes les infections);
4° *L'hémoglobine (fer du sang) est diminuée.*

Je ne cite ici que mes conclusions les moins ardues; j'ai signalé dans mes communications scientifiques tous les autres documents des analyses.

Eh bien, la dominante de ceci, c'est que l'*alcalinité du sang est diminuée.* Cela revient à dire que le sang se rapproche de l'acidité, c'est-

(1) Il ne faut pas croire que l'analyse du sang se fasse en faisant une plaie à la peau. Il suffit de prendre quelques gouttes du sang au bout du doigt ou au lobe de l'oreille, pour fixer la constitution de ce liquide, et je n'ai pas besoin de dire qu'il n'y a pas la moindre douleur, pas même celle qu'on inflige inutilement aux enfants pour leur percer les oreilles.

à-dire qu'il devient âcre et brûlant, qu'il s'empoisonne de déchets qui l'enflamment. Les urines, d'ailleurs, nous disent presque toujours : excès d'acide urique, excès d'acide phosphorique.

Car tout se tient dans notre corps, aussi bien la nutrition de notre cerveau que celle du plus petit de nos cheveux.

Voici donc un sang reconnu âcre, irritant, vicié en un mot. Ce sang baigne notre être tout entier. Il va donc déterminer des lésions sur un point quelconque. Lequel ? Celui qui sera le plus faible, qui fonctionne mal, qui est le plus impressionnable. Ici ce sera l'eczéma, le psoriasis, la dartre, ailleurs la gastrite, la dyspepsie, ailleurs le rhumatisme, la goutte, la gravelle, le diabète, etc.

Tout ceci était utile à dire, et la conclusion va venir toute seule.

On nous l'a répété sur tous les tons: nous sommes de la boue, de la poussière, de la terre. Entendu. Néanmoins faut-il encore admettre que nous sommes une terre pas trop mal présentée et une boue où l'on ne patauge pas constamment. Nous valons bien le champ rectangulaire qui montre ses sillons jaunes avec ses mottes grises.

— Eh bien, soyons ce champ.

Pourquoi donc celui-ci, sous un soleil égal, va-t-il produire des épis riches et féconds à la tête courbée, quand celui-là, son voisin, va donner une moisson pâle et sans valeur ? Ce fut mystère longtemps que cela. Le paysan acceptait l'arrêt du destin avec résignation et semait le pauvre sarrazin à côté du blé voisin.

Un jour, on eut l'idée d'analyser la terre, de savoir ce qu'elle contenait, de savoir pourquoi à vingt mètres de là elle était riche, prodigue, féconde, alors qu'ici elle était pauvre, maigre, improductive.

On s'aperçut alors que la cause était toute simple. Il manquait à cette terre, pour être aussi bonne que la voisine, des principes, des éléments qu'il fallait lui apporter, lui redonner : phosphate, chlorure, azote, etc., etc.

C'est tout simplement de la même manière qu'il faut procéder dans un organisme défectueux.

Le sang c'est l'élément primordial, nécessaire, inéluctable de notre vie; c'est lui qui nous nourrit, c'est lui qui nous imprègne.

S'il est malade, cherchons les éléments qui lui manquent et donnons-les lui directement. L'analyse nous a dit qu'elles étaient ses défectuosités, la médecine nous dira quel est le moyen d'y remédier.

Et alors, comme nous savons quelle est la teneur d'un sang normal, nous allons, dans nos laboratoires, élaborer un liquide qui contiendra les principes manquant à un sang qui s'éloigne de la normale.

Ce ne sera donc pas un remède unique, mais un remède approprié à chaque cas, à chaque malade, tout comme la formule de l'engrais est appropriée à chaque région, à chaque terre.

S'il faut à tel malade des chlorures, des phosphates, du fer, nous les mettrons dans le sérum réparateur, et nous les mettrons dans des proportions exactes, rigoureuses, scientifiques.

Cela s'appelle *sérums artificiels*. J'appelle ce sérum spécial du nom de *Sérum organo-minéral.*

Lorsque ce *sérum organo-minéral* approprié à chacun (je le répète et j'y insiste) est administré dans des proportions parfaitement et justement établies, la transformation est prodigieuse.

Le plus souvent, presque toujours même, les sels alcalins forment la base de ce sérum. Sous leur influence, on voit une métamorphose s'opérer.

Si à ce mode de traitement bien conduit et bien surveillé, on ajoute un traitement interne bien ordonné, la guérison vient à son heure et avec certitude.

C'est là une affirmation que je ne lance pas à la légère. Je puis la proclamer et la démontrer avec d'indiscutables documents, et je me résume en ces conclusions finales :

1° Il faut redonner au sang sa composition normale;

2° Il faut redonner au globule sa vitalité;

3° Il faut détruire les éléments étrangers du sang.

Pour y arriver, la méthode des *sérums organo-*

minéraux est la méthode de choix. C'est le meilleur moyen d'entraver l'effet nuisible des ferments qui prospèrent et pullulent surtout dans un sang qui n'a pas sa composition normale, la seule compatible avec la vie et avec la santé.

Je ne voudrais pas clore ce chapitre sans rappeler les efforts qui ont été tentés et par mes confrères et par moi avec les sucs organiques, c'est-à-dire avec la méthode proprement dite de Brown-Séquard.

J'ai signalé un des premiers à la *Société clinique des Médecins praticiens de France*, les effets des sucs orchitiques et thyroïdiens dans la guérison de certaines maladies arthritiques et herpétiques.

Ces effets sont réels et je maintiens mes assertions du début. D'autres, d'ailleurs, l'ont dit avec moi et après moi.

Mais, tout en rendant hommage à cette méthode, au point de vue de la médecine générale, j'avoue préférer, quant aux maladies dont il est question ici, la méthode plus précise des *sérums organo-minéraux.*

Cette méthode que nous préconisons depuis si longtemps est celle à laquelle se sont arrêtés les auteurs qui ont étudié la question, témoin

Gaube (du Gers) qui a donné une formule excellente de sérum que nous reproduisons ci-dessous:

Sérum anti-arthritique (GAUBE).

Rp.	Chlorure de potassium cristallisé chimiquement pur	19 gr. 25
	Chlorure de calcium	7 gr. 50
	Chlorure de sodium	2 gr. 75
	Chlorure de magnésium. . . .	1 gr. 875
	Iodure de calcium	0 gr. 625
	Caséine pure, sèche	10 gr.

Il broie ces sels dans un mortier avec de la caséine, les humecte avec de l'eau distillée et les laisse reposer douze heures. Puis il ajoute :

Eau distillée . . . . 800 gr.

Il filtre sur papier Berzélius, ajoute de l'eau distillée jusqu'à ce qu'il obtienne 975 c.c. et met enfin :

Eau de laurier-cerise . . . . . 25 c.c.

On fait une, deux ou trois fois par semaine une injection de 1, 2 ou 3 centimètres cubes de cette albuminoïde stérilisée.

Bien entendu ce sérum n'est pas et ne saurait être unique. C'est un type modifiable suivant les sujets et suivant les cas.

L'OBÉSITÉ

Les obèses sont en réalité des malades ou plutôt des dégénérés.

La scrofule chez les enfants blonds, lymphatiques, à peau fine, le tempérament sanguin chez les adolescents et les adultes constituent des prédispositions à l'obésité. C'est la joie des parents de montrer leurs rejetons roses et potelés. Leur enthousiasme sera moindre peut-être s'ils veulent lire ce passage profondément vrai de Brillat-Savarin :

« Quand je rencontre dans la société une petite demoiselle bien vive, bien rosée, au nez fripon, aux formes arrondies, aux pieds courts et grassouillets, tout le monde est ravi et la trouve charmante, tandis qu'instruit par l'expérience, je jette sur elle des regards postérieurs de dix ans, je vois les ravages que l'obésité aura faits sur ces charmes si frais, et je gémis sur des maux qui n'existent pas encore. »

L'hérédité est un des facteurs les plus importants de l'obésité ; causes d'obésité encore, la paresse, l'indolence, les professions sédentaires, les joyeuses ripailles. On prétend que les femmes ont plus de tendance que les hommes à devenir grasses ; cela tiendrait surtout à leur constitution et à leurs habitudes plus sédentaires.

Qu'est-ce donc qu'un obèse ? Quand commence l'exagération de l'embonpoint ? Il est admis qu'un homme est dans de bonnes conditions lorsqu'il pèse à peu près autant de kilogrammes qu'il mesure de centimètres au-dessus de un mètre. On admet généralement aussi qu'à taille égale la femme peut peser un peu plus sans pour cela être trop grasse.

Il n'y a évidemment rien d'absolu dans cette mensuration ; mais ce peut être un bon critérium. Les physiologistes disent qu'à l'état de santé, la graisse doit constituer la vingtième partie du poids du corps. Or, parfois, elle en forme la moitié, ou même les quatre cinquièmes. On cite des cas où le tour de taille dépassait les hauteurs et on connaît des poids de quatre, six et même huit cents livres.

Certains enfants deviennent très vite étonnamment gras. Comme modèle du genre on cite souvent le cas d'une jeune Allemande qui pesait treize livres à sa naissance, quarante-deux à six mois et cent cinquante à quatre ans. A l'âge de six ans, elle portait sa mère. Elle fut réglée à neuf ans et pesait quatre cent cinquante livres à vingt ans. Elle mangeait beaucoup de laitage dans son enfance et avait plus tard une nourriture ordinaire.

Dieu vous préserve d'un pareil rejeton !

Quelques penseurs et philosophes n'ont pas

été aimables pour les obèses. Shakespeare leur lançait cet anathème : « A ventre gras, maigre intelligence ». Certains législateurs de l'antiquïté les ont écartés des fonctions publiques, comme peu pénétrants et peu actifs.

Comme toutes les opinions absolues, ceci est loin d'être exact. Les gens gras peuvent se venger grandement en rappelant à leurs détracteurs que Platon était très gras ; il en était de même du grand Pompée, Louis-le-Gros, le duc de Mayenne, chef de la Ligue ont été d'une corpulence remarquable. L'illustre historien Hüme était d'un embonpoint exagéré. Il en fut de même de Mirabeau et plus récemment encore de Gambetta.

Toutefois, malgré ces exemples, il est certain que l'embonpoint prédispose à la mollesse, et, à part de fort honorables exceptions, l'intelligence devient plus paresseuse chez les obèses. L'esprit s'obscurcit à mesure que le corps s'épaissit. Si on ajoute à cela les déformations qui sont la résultante de l'obésité, on comprendra aisément combien les femmes redoutent cette désolante infirmité.

Guérit-on de l'obésité ? Oui. — Par deux traitements : le traitement d'amaigrissement et de réduction, le traitement médical combinés. Les indications du régime de réduction sont contenues dans les paroles suivantes de l'illustre auteur de la *Physiologie du goût* :

« Toute la cure de l'obésité doit commencer par ces trois préceptes de théorie absolue : discrétion dans le manger, modération dans le manger, exercice à pied ou à cheval ». Ajoutons-y, pour être moderne, la bicyclette, la gymnastique, l'électrothérapie.

Ni graines, ni féculents, ni sucre, ni pâtisserie, ni alcool. Les viandes rôties et quelques légumes herbacées comme aliments.

Faut-il laisser boire les obèses ? Œrtel dit *non ;* MM. G. Sée et Debove disent *oui*.

La majorité des médecins qui s'occupent de cette question sont de l'avis d'Œrtel. Dans le traitement que le docteur Schwenninger fit suivre au prince de Bismarck, l'abstinence des liquides était à peu près complète; il y avait ajouté les exercices violents, les courses rapides, les ascensions, malgré les palpitations et les suffocations.

Quant au traitement médical, c'est le cas de dire avec Jardet, l'éminent médecin de Vichy : « Dans le traitement de l'obésité, il faut subordonner les méthodes aux sujets, et non les sujets aux méthodes ». En un mot, chaque obèse est un malade spécial, particulier, auquel un traitement spécial et particulier est nécessaire.

Certaines gens se font maigrir en buvant du vinaigre. C'est absurde et dangereux.

D'autres se purgent à intestin que veux-tu.

Cette méthode n'est pas exempte de péril et ne doit être appliquée qu'avec la plus grande circonspection.

C'est aux alcalins et aux eaux minérales que l'on a le plus souvent recours. En France, nous envoyons les obèses à Vichy, à Brides, à Salies-de-Béarn. Je leur recommande l'usage de l'eau ordinaire filtrée additionnée d'une cuillerée à café de *Bionatrine* par carafe, à boire dans la journée, aux repas de préférence.

On se sert, en Angleterre, d'une solution de carbonate de potasse : c'est un bon médicament pourvu qu'il soit bien dirigé. Mais comme il n'y a pas de nouveau sous le soleil, Fleming, en 1757, recommandait de prendre chaque matin un demi-verre d'eau de savon. Le savon contient, chacun le sait, de la potasse.

Les obèses sont très sujets aux gaz, aux flatulences qui gonflent leur estomac et leur intestin; ils useront avec fruit de la *Poudre Eupeptique Vincent Lorr.*

Adjoignez le massage, l'hydrothérapie, les bains de vapeur, tout cela dirigé et ordonné par le médecin, et vous aurez à peu près toute la gamme des moyens pour traiter cette encombrante infirmité.

« Si j'avais été médecin, avec diplôme, dit Brillat-Savarin, j'aurais d'abord fait une bonne monographie de l'obésité; j'aurais ensuite établi mon empire dans ce recoin de la science, et j'aurais eu le double avantage d'avoir pour malades les gens qui se portent le mieux, et d'être journellement assiégé par la plus jolie moitié du genre humain, car avoir une juste proportion d'embonpoint, ni trop, ni peu, est pour les femmes l'étude de toute leur vie ».

Notre délicieux écrivain doit voir que ses préceptes ont fait école.

Nous donnons ci-dessous une série de régimes qui ont été prescrits aux obèses. Nous nous hâtons de dire que chacun de ces régimes compte des succès et des résultats négatifs. Il y a lieu, et c'est ce dont le public devra bien se pénétrer, de modifier, de changer, d'amalgamer, d'associer ces divers régimes, car aucun n'est infaillible, chaque sujet ayant sa façon et sa raison d'être obèse, ce qui fait que chacun doit avoir son hygiène et son traitement.

Régime de M. G. Sée (1).

Le régime physiologique comprend 120 à 130 gr. de principes azotés, provenant de 250 à 300 grammes de chair musculaire ou d'albuminoïdes, de 80 à 120 grammes de graisses neutres, plus 250 grammes d'hydrocarbures fournis par 400 ou 500 grammes de fécule ou de sucre; ces proportions doivent être modifiées de façon que les substances musculo-albumineuses ne dépassent pas sensiblement la ration normale, car la viande en excès, en se dédoublant,

(1) *Du Régime alimentaire, Médecine clinique,* 1887.

formerait elle-même la graisse. Les corps gras faciles à digérer peuvent sans inconvénient être utilisés à la dose de 60 ou 90 grammes; les hydrocarbures seront réduits au minimum; quant aux aliments herbacés, ils ne contiennent rien de nutritif. « Les boissons, loin d'être supprimées, seront augmentées pour faciliter la digestion stomacale et activer la nutrition générale; mais il faut supprimer les liquides alcooliques, la bière surtout, ainsi que les eaux minérales comme usage habituel. Elles seront remplacées par des liquides caféïques, et surtout par les infusions (chaudes autant que possible) de thé « *Les exercices musculaires*, quels qu'ils soient, s'imposent à l'obèse.»

Régime de Schwenninger.

Sept heures du matin, une côtelette de mouton ou de veau, ou un morceau de sole, grand comme la paume de la main avec une même quantité de pain sans beurre.

Huit heures, une tasse de thé avec du sucre.

Dix heures et demie, un demi petit pain fourré de viande ou de saucisse.

Midi, pas de potages, ni de pommes de terre. Deux verres de vin blanc, légumes verts, viandes, œufs, fromage, orange.

Quatre heures du soir, thé avec du sucre.

Sept heures, petit pain avec fromage.

Neuf heures, viande froide, œufs, salade, etc., *ad libitum* deux verres de vin et même plus.

Régime de M. Dujardin-Beaumetz.

Dujardin-Beaumetz, analysant et critiquant ces divers régimes, fait remarquer que dans tous les cas *le régime imposé aux obèses est toujours un régime insuffisant.*

M. DUJARDIN-BEAUMETZ dit : « Je commence par examiner avec grand soin le malade qui réclame mes soins pour la cure de l'obésité ; je constate s'il n'existe chez lui aucun vice organique qui explique ou complique cette obésité; car, comme l'a fort bien fait remarquer BOUCHARD, dans un très grand nombre de cas, la polysarcie constitue une maladie secondaire. J'examine avec une grande attention le cœur et la circulation; la dégénérescence graisseuse du cœur est en effet, une complication qu'on retrouve souvent chez les obèses; et cette dégénérescence doit modifier dans une certaine mesure la rigueur de nos prescriptions. Une fois tous ces points acquis et après avoir vérifié l'intégrité des organes, je prescris le régime suivant :

« Pour les boissons, ou le malade boit à ses repas ou il s'engage à ne prendre aucune boisson pendant ces mêmes repas. Dans le premier cas, je limite la quantité de liquide à un verre et demi c'est-à-dire 300 grammes. Cette boisson se composera de vin rouge ou blanc coupé avec une eau alcaline (Eau de Vals, eau de Vichy). Dans le second cas le malade peut boire plus abondamment, mais comme le veut SCHWENNINGER, deux heures après avoir mangé : la boisson se compose alors de thé léger sans sucre. Je proscris absolument les vins liquoreux, les liqueurs, les eaux-de-vie et la bière. J'autorise dans certains cas le malade à prendre un peu de café noir à la fin du déjeuner.

« Pour les aliments, je repousse les aliments trop aqueux tels que la soupe.

« J'autorise les œufs, le poisson, les viandes, les légumes verts et les fruits, mais je réduis à leur minimum les féculents.

« Pour le pain, j'ordonne surtout un pain léger et dont la croûte forme la plus grande partie, de manière à avoir un pain volumineux sous un poids réel très léger; la forme de pain dont je veux parler constitue ce pain en flûte que l'on vend sous le nom de flûte de Peters. Défense absolue de la pâtisserie.

« J'exige que le malade pèse avec grand soin tous ses aliments et qu'il se tienne rigoureusement dans les poids que je vais fixer.

« Premier déjeuner à 8 heures; 25 grammes de pain; 50 grammes de viande froide (jambon ou autre); 200 grammes de thé léger sans sucre. Deuxième déjeuner midi; 50 grammes de pain; 100 grammes de viande ou de ragoût ou deux œufs (l'œuf privé de sa coque pèse 45 à 50 grammes); 100 grammes de légumes verts; salade; 15 grammes de fromage; fruits à discrétion. Dîner à 7 heures, pas de soupe; 50 grammes de pain; 100 grammes de viande ou de ragoût; 100 grammes de légumes verts; salade; 15 grammes de fromage; fruits à discrétion.»

Traitement de M. Bouchard.

En s'appuyant sur une série d'arguments cliniques et pathogéniques, du plus haut intérêt, M. Bouchard arrive à traiter ainsi les obèses. Au début une *réduction énergique*, pendant vingt jours. Le malade ne prend que 1.250 grammes de lait et cinq œufs répartis en cinq repas chaque jour. Aucun autre aliment, aucune autre boisson. Ce régime, assez dur à supporter, qui provoque une assez forte constipation, amène un notable amaigrissement et la disparition de plusieurs des infirmités de l'obèse (hyperhidrose, catarrhe, séborrhée, etc.). Cette période terminée, on remet pendant plusieurs semaines l'obèse à une alimentation variée, tout en réglant avec parcimonie la quantité des boissons et des mets.

Hygiène de la Chevelure

TRAITEMENT ET GUÉRISON DE LA CALVITIE

PAR

LE CALVICURA

Ce mot, formé de deux mots latins, signifie « *qui guérit le cheveu* ». C'est en effet le traitement spécifique et radical de toutes les maladies de la barbe, du cuir chevelu, pellicules, inflammations, cheveux secs ou gras, alopécie et pelade, chute des cheveux et calvitie. Toutes ces maladies sont dues à l'action d'un microbe qui se développe sur le cuir chevelu, diminue la vitalité du cheveu, enfouit le bulbe sous ses poussières et ses déjections et provoque lentement, mais sûrement, la calvitie ou la chute du cheveu.

Le *Calvicura* déterge le cuir chevelu, le débarrasse de toutes les scories qui l'encombrent et fait pénétrer ses principes vivifiants dans le bulbe. Le cheveu renaît et quand le traitement est suivi avec précision et persévérance, la repousse est certaine, ainsi qu'en témoignent les cures obtenues. Il ne s'agit pas là d'un traitement quelconque comme on en voit tant.

C'est un traitement scientifique, étudié, contrôlé. Sur 100 chauves, 97 sont guérissables, parce que si le cheveu est absent, le bulbe subsiste. Il suffit de lui redonner un terrain où il puisse vivre, tout comme une plante dont la racine souterraine pousse sa tige quand l'eau et la lumière viennent la revivifier.

On peut d'ailleurs demander la *Brochure Consultation,* envoyée franco sur demande, à la *Société des Produits et Publications Hygiéniques,* rue Greffulhe, 3, Paris (tél. 242-18).

BIONATRINE

Cette poudre qu'on prendra dissoute dans l'eau, clarifie et dépure le sang des Arthritiques et des Herpétiques. Elle combat les effets de la diathèse rhumatismale et goutteuse. Elle est d'un goût excellent et constitue une médication préventive parfaite.

PRIX : **4** FR. **50**

POUDRE EUPEPTIQUE
DE
VINCENT LORR

Elle se prend à la dose d'une cuillerée à café en suspension dans un peu d'eau pour combattre les gaz, les flatulences de l'estomac et des intestins.

PRIX : **4** FR. **50**

BAIN MARVAL

Délicieusement aromatique et puissamment tonique, ce Bain assouplit les articulations, nettoie la peau et repose le corps. C'est le bain par excellence des Arthritiques et des Herpétiques.

PRIX : **1** FR. **25**

Paris. — Imp. VAUTHRIN FRÈRES, rue des Archives, 61.